DIETA PALEO

Plano de refeições com dieta paleo de 7 dias para iniciantes

(O guia essencial da dieta paleo para te ajudar a perder peso)

Venancio Partida

Traduzido por Jason Thawne

Venancio Partida

Dieta Paleo: Plano de refeições com dieta paleo de 7 dias para iniciantes (O guia essencial da dieta paleo para te ajudar a perder peso)

ISBN 978-1-989891-72-8

Termos e Condições

De modo nenhum é permitido reproduzir, duplicar ou até mesmo transmitir qualquer parte deste documento em meios eletrônicos ou impressos. A gravação desta publicação é estritamente proibida e qualquer armazenamento deste documento não é permitido, a menos que haja permissão por escrito do editor. Todos os direitos são reservados.

As informações fornecidas neste documento são declaradas verdadeiras e consistentes, na medida em que qualquer responsabilidade, em termos de desatenção ou de outra forma, por qualquer uso ou abuso de quaisquer políticas, processos ou instruções contidas, é de responsabilidade exclusiva e pessoal do leitor destinatário. Sob nenhuma circunstância qualquer, responsabilidade legal ou culpa será imposta ao editor por qualquer reparação, dano ou perda monetária devida às informações aqui contidas, direta ou indiretamente. Os respectivos autores são proprietários de todos os direitos autorais não detidos pelo editor.

Aviso Legal:
Este livro é protegido por direitos autorais. Ele é designado exclusivamente para uso pessoal. Você não pode alterar, distribuir, vender, usar, citar ou parafrasear qualquer parte ou o conteúdo deste ebook sem o consentimento do autor ou proprietário dos direitos autorais. Ações legais poderão ser tomadas caso isso seja violado.

Termos de Responsabilidade:

Observe também que as informações contidas neste documento são apenas para fins educacionais e de entretenimento. Todo esforço foi feito para fornecer informações completas precisas, atualizadas e confiáveis. Nenhuma garantia de qualquer tipo é expressa ou mesmo implícita. Os leitores reconhecem que o autor não está envolvido na prestação de aconselhamento jurídico, financeiro, médico ou profissional.

Ao ler este documento, o leitor concorda que sob nenhuma circunstância somos responsáveis por quaisquer perdas, diretas ou indiretas, que venham a ocorrer como resultado do uso de informações contidas neste documento, incluindo, mas não limitado a, erros, omissões, ou imprecisões.

Índice

Parte 1 1

Introdução 2

A Dieta Paleo: O Que É 2

ALIMENTOS PERMITIDOS/PROIBIDOS 4
O QUE NÃO COMER 5

Paleopara Atletas: Um Guia De Paleo Para Atletas 7

FASE 2: COMER DURANTE O EXERCÍCIO 8
FASE 3: COMER APÓS O EXERCÍCIO 9
FASE 4: COMER PARA RECUPERAÇÃO PROLONGADA 9
QUANTOS MACRONUTRIENTES PRECISAS? 13
RECEITAS DE PEQUENO-ALMOÇO 15
PRATOS PRINCIPAIS 20
RECEITAS PARA SNACKS 30

Receitas Paleo Para Dias Sem Treino 33

RECEITAS DE PEQUENO-ALMOÇO 33
PRATOS PRINCIPAIS 35

Conclusão 42

Parte 2 43

SANDUÍCHE DE ABACATE E COGUMELO PORTOBELLO 44
PANQUECAS COM FARINHA DE COCO 45
PANQUECAS DE BANANA COM MANTEIGA DE AMÊNDOAS 46
OVOS MEXIDOS ITALIANOS 47

Capítulo 2: Receitas De Refeições Paleo 49

Costelas De Porco Cajun Com Coco 49

CAÇAROLA DE FRANGO E BRÓCOLIS 51
PIZZA DE ABOBRINHA COM LINGUIÇA DE FRANGO 53
SALADA MEXICANA PICANTE DE FRANGO 54

TORTA IRLANDESA 56
COSTELETAS DE CORDEIRO GRELHADAS E ALCACHOFRAS 60
SALADA DE SALMÃO COM BACON E COUVE 63

Capítulo 3: Receitas De Sobremesas Paleo 65

PUDIM DE CHOCOLATE 65
PUDIM DE FRUTAS 65
SALADA DE FRUTAS CÍTRICAS COM ROMÃ 67
PUDIM DE CHIA COM CEREJA 68
BOLINHAS DE CHOCOLATE E AVELÃ 69
CHEESECAKE DE LIMÃO E ABACATE 71

Considerações Finais 73

Parte 1

Introdução

Quero agradecer e felicitá-lo por escolher este livro.

Se é um atleta, entende a importância de estar sempre em forma. Ao viajar pelas páginas da nossa história, uma coisa que se nota rapidamente sobre o homem antigo é o seu corpo magro e em forma. A maioria dos historiadores atribui isso aos alimentos que ingeria, bem como ao seu modo de vida, isto é, de caçador e coletor, que se traduzia em exercício.

Neste livro, veremos como acoplar a dieta paleo com exercícios similares àqueles em que o homem paleolítico se envolveu, enquanto caçava e colhia, para rápida perda de gordura, perda de peso saudável e um corpo magro.

Obrigado novamente por escolher este livro, espero que goste!

A Dieta Paleo: O que é

Também conhecida como dieta paleolítica, a dieta Paleo baseia-se na alimentação que os nossos ancestrais, o homem paleolítico, praticavam há milhões de anos atrás. Por mais de 4 milhões de anos, o homem prosperou com nutrientes e alimentos paleolíticos que combatiam doenças, que incluíam proteínas animais magras, frutas, legumes e uma boa seleção de nozes e sementes.

No entanto, nos últimos 10.000 anos, em que o homem modernizou todos os aspectos da sua vida, foram introduzidos alimentos, como laticínios, grãos e legumes, que o corpo humano inato de 4 milhões de anos ainda não se adaptou. Assim, esses alimentos "não ideais" e o estilo de vida de dieta que trazem consigo incentivam uma saúde má e impedem o máximo desempenho.

A dieta Paleo serve para eliminar alimentos açucarados e inflamatórios e, em vez disso, aumentar os alimentos ricos em nutrientes para otimizar o perfil da pessoa em dieta. Alimentoscomo grãos, açúcares adicionados, laticínios ricos em proteína e legumes, contêm açúcares simples e substâncias inflamatórias, como o glúten, e substâncias que afetam o metabolismo.

As variedades processadas destes alimentos contêm conservantes, açúcares adicionados, corantes artificiais, sódio e outros aditivos que são tóxicos para o corpo. Além disso, óleos de sementes vegetais, como óleo de soja, óleo de canola, óleo de amendoim e óleo de milho, podem levar a doenças cardiovasculares.

Para perceber melhor a dieta Paleo, vamos ver o que comer e evitar durante a dieta.

Alimentos Permitidos/Proibidos

A dieta Paleo apresenta uma grande variedade de alimentos saudáveis, entre eles mariscos, algas, frutas, ovos, peixes, aves e legumes. Nesta dieta, deve comer alimentos como:

1.Vegetais de folha-verde: coma vegetais não-amiláceos (sem amido) que crescem acima do solo, como brócolos, repolho, espinafres, aipo, alface e couve.

2.Frutas com baixo índice glicêmico, como bagas, limão, limão, maçã, abacate, uvas e melão.

3. Ovos de frango, avestruz, peru, gansos e outros animais de capoeira (a palavra-chave aqui é pasto).
4. Carne orgânica de peixe, frango, carne bovina e suína; pode comer peitos de frango, presunto, coxas de frango, carne seca e peixe.
5. Sementes e nozes, como sementes de abóbora, nozes, sementes de linho, amêndoas, nozes e castanhas de caju.
6. Gorduras como azeite, óleo de coco, abacate e outras gorduras saudáveis. Estes também promovem saciedade e perda de peso.

As suas escolhas alimentares devem ser frutas e vegetais orgânicos e uma variedade de carnes e ovos criados ao ar livre para aumentar o nível nutricional e reduzir as toxinas.

O que não comer
1. Alimentos de baixo valor nutricional, como grãos e alimentos à base de grãos, **não são permitidos**: fique longe de arroz, massa, pão e milho. Açúcares refinados podem aumentar os seus níveis de açúcar no sangue e, graças a descidas nos níveis

de açúcar, podem resultar em fadiga e desejos.
2. Produtos lácteos, especialmente se for intolerante à lactose. Evite produtos lácteos mais processados, como queijos, iogurte, leite em pó, manteiga e leite gordo.
3. Bebidas alcoólicas contendo glúten e açúcar, poisdescompensam o equilíbrio do açúcar no sangue. Evite cerveja, tequila, vodka, uísque e outros tipos de bebidas alcoólicas.
4. Sumos de frutas, uma vez que estes têm uma elevada concentração de açúcar.
5. Leguminosas como feijão e ervilha, amendoim e outras leguminosas.
6. Evite carnes gordurosas, snacks e alimentos muito salgados, como cachorros-quentes, biscoitos, latas de trigo, doces e batatas fritas. Evite adoçantes artificiais; em vez disso, use pequenas quantidades de mel, *Stevia* ou *Maple syrup*para adoçar os alimentos.

Paleopara Atletas: Um Guia de Paleo para Atletas

Se treina muito, especialmente se for fisiculturista ou atleta profissional, essa dieta apoia todas as suas necessidades energéticas, assim como o conceito de uma dieta saudável. No entanto, como atleta, será necessária a produção de energia sustentada para o treino horas após horas e uma recuperação rápida após o exercício. Assim, para adotar a dieta Paleo para perda de peso e melhoria na saúde, o cobiçado equilíbrio, terá de criar uma Dieta Paleo modificada especificamente adequada para si e para as suas necessidades. Essa dieta irá ajudar a combinar alimentos de alto índice glicêmico com alimentos com baixo teor de hidratos de carbono que ajudam a suportar desportos ou exercícios desafiadores.

Por esta razão, alguns alimentos não ideais na dietaPaleo são permitidos, mas de forma limitada ou com base em estágios diários de alimentação em relação ao exercício. Por exemplo, pode comer vegetais ricos em amido, como inhame, batata, batata doce, beterraba e abóbora. No entanto, deve monitorizar a quantidade que consome particularmente se pretende perder peso ou restringir a ingestão desses alimentos para dias de treino.

Vamos ver como isso funciona:

Fase 1: Comer Antes do Exercício

Os atletas devem ingerir hidratos de carbono, que variam de baixo a moderado índice glicémico, 2 horas antes de treinos longos ou atividades desportivas. A dieta tem que ter proteína suficiente, gorduras e rica em fibras que promovam a saciedade.

Nesta fase, deve consumir cerca de 200 a 300 calorias por hora antes do início do período de exercício. Se for mais difícil comer 2 horas antes do exercício, ingira cerca de 200 calorias 10 minutos antes do exercício.

Fase 2: Comer Durante O Exercício

Durante o exercício, deve consumir hidratos de carbono de alto índice glicêmico, de preferência em forma de líquidos. Aqui, pode aproveitar e beber smoothies, quando ou se estiver trabalhando por períodos mais longos; alternativamente, beba água pura para eventos que demorem menos de uma hora. Dependendo do tamanho do seu corpo e da natureza do exercício, consuma de 200 a 400 calorias durante o exercício.

Fase 3: Comer Após O Exercício

30 minutos após o treino, consumir uma bebida de recuperação composta de proteínas e hidratos de carbono na proporção de 1: 4. Considere vários smoothies nutritivos, como smoothie de couve e mirtilo com algumas colheres de proteína em pó. Para facilitar a recuperação muscular, prioritize essa janela de 30 minutos.

Fase 4: Comer para Recuperação Prolongada

Algumas horas após o exercício, continue a concentrar a sua dieta em hidratos de carbono de índice moderado a alto índice glicémico. Aqui, considere uma proporção de hidratos de carbono para proteína de 4-

5: 1 e coma alimentos ricos em glicose para sustentar o processo de recuperação. Coma alimentos como arroz integral, pão integral e massa, batata doce, passas e outros hidratos de carbono complexos. Para o resto do dia, concentre-se em alimentos Paleo ideais, como frutas, verduras e carnes magras, até voltar à Fase 1.

Os 7 Princípios Paleo para um Desempenho Atlético Ótimo

Abaixo estão **7 princípios Paleo** para o desempenho atlético:

1. Apenas consuma alimentos integrais e naturais, em oposição a variedades processadas que contenham aditivos. Alimentos não processados são nutritivos e não contêm substâncias artificiais, como corantes ou sabores.

2. Adicione uma abundância de legumes, frutas, nozes e ingestão moderada de vegetais ricos em amido, como batata-doce. Frutas com baixo teor de carboidratos e vegetais verdes são nutritivos e promovem a saciedade, o que, por sua vez, inibe lanches desnecessários.

3. Aumente a ingestão de proteínas magras de fontes como carne de caça, cortes magros de carne vermelha, peixe e frango. A ingestão de proteínas é benéfica porque facilita o crescimento geral, bem como a reparação de células desgastadas.

4. Aumentar o consumo de ácidos gordos Ómega 3 de alimentos como nozes, peixes gordurosos, abacates, ovos orgânicos e outras fontes alimentares saudáveis. Estas gorduras têm uma estrutura química estável, menos inflamatória.

5. Não consuma gorduras transgénicas em alimentos como produtos assados, margarina, frituras e snacks processados. Essas gorduras saturadas são inflamatórias para as células e podem levar a doenças cardiovasculares.

6. Não coma carnes processadas como carnes frias, salsichas e bacon, bem como laticínios ricos em gordura. Estas carnes são ricas em nitratos, conservantes, açúcar e outras toxinas que destroem o seu metabolismo.

7. Adopte a água como a sua bebida principal, especialmente durante e após os exercícios. A água é hidratante e não tem adição de produtos químicos ou açúcares.

Quantos Macronutrientes precisas?

A dose diária recomendada de proteínas, hidratos de carbono e gorduras depende do quanto treina. Assim, deverá manter uma ingestão constante de proteína ao longo do ano entre 20-25% da sua ingestão total diária de calorias.
Apesar de ser contrário do que os nossos ancestrais ingeriam, é recomendável reduzir a ingestão de proteína a favor de uma dieta rica em hidratos de carbono, simplesmente por os atletas precisarem de uma dieta rica em proteína, mas o corpo utilizar hidratos de carbono para gerar energia para o treino.
Uma vez que precisa de proteína para o simples propósito de crescimento muscular e de células corporais, a necessidade de proteína ainda ronda as 1.2-2.2 gramas/kg do peso corporal. Em caso de dúvida,este estudo confirma que até atletas experientes consegues manter o crescimento muscular se a sua ingestão de proteína se mantiver neste intervalo.

Como deve equilibrar a ingestão de gorduras e hidratos de carbono enquanto transita de um período sem exercício para um de exercício de alta intensidade? **Antes de treino** garantir que 30% das calorias ingeridas são provenientes de gorduras e os restantes 5% de hidratos de carbono complexos.

Durante o treino de alta intensidade, aumentar a ingestão de hidratos de carbono para cerca de 60 por cento para atender a crescente demanda por combustível para o corpo. A ingestão de gordura deve ser em torno de 20% mais ou menos conforme a proteína consumida. Nos períodos em que o treino é muito reduzido, retorne aos alimentos Paleo tradicionais para evitar possíveis ganhos de peso.

Vamos olhar para as refeições que deve comer nos dias em que treina.

Receitas Paleo para Dias de Treino
Receitas de Pequeno-Almoço
Barritas de Pequeno-Almoço Paleo
Serve 16

Ingredientes
¼ chávena de passas
¼ chávenade amêndoas laminadas
½ chávenade sementes de girassol
½ chávenade sementes de abóbora
½ chávenade coco ralado, sem açúcar
1 colher de chá de extracto de baunilha
1 colher de sopa de água
2 colheres de sopa de mel
¼ chávenade óleo de coco
¼ colher de chá de sal marinho Céltico
1 chávenafarinha de amêndoa

Instruções
1. Misture o sal e a amêndoa no processador de alimentos e, em seguida, adicione a água, o mel, o óleo de coco e a baunilha.
2. Acrescente as passas, as amêndoas, as sementes de girassol, as sementes de abóbora e o coco.

3. Coloque a massa num tabuleiro de 8 por 8 e molhe as mãos para ajudar a soltar a massa.
4. Cozinhe durante 30 minutos a 175ºC e sirva em seguida.

Portobello Bakes
Serve1
Ingredientes
Sal &pimenta
2 colheres de sopa de salsa picada
4 fatias de bacon
2 ovos grandes
2 cogumelos Portobello
1 colher de sopa de óleo de coco ou azeite
Instruções
1. Pré-aqueça o forno a 200ºC e utilize o óleo de coco ou zeite para untar ligeiramente uma assadeira.
2. Remova as hastes dos cogumelos usando uma faca, para criar uma forma de tigela pequena.
3. Coloque os cogumelos na assadeira com o lado direito para cima e asse por cerca de 5 minutos. Lembre-se de virar de

cabeça para baixo e depois assar por mais 5 minutos.

4. Enquanto isso, prepare o bacon. Use uma folha de alumínio para forrar uma assadeira e, em seguida, posicione as tiras de bacon numa única camada. Asse o bacon por 10-15 minutos até terminar.

5. Retire os cogumelos do forno, abra 1-2 ovos em cada um e volte a colocar no forno.

6.Asse por mais 10-15 minutos para que as claras e as gemas cozinhem como desejado.

7. Deixe o bacon arrefecer antes de cortá-lo em tamanhos pequenos. Para servir, polvilhe os pedaços de bacon e ovos com salsa.

Cestas de Ovos e Presunto
Serve 1
Ingredientes
2 ovos grandes
2 fatias de presunto
Spray de cozinha, antiaderente
Salsa fresca, manjericão ou cebolinho
Sal e pimenta a gosto

Instruções
1. Pré-aqueça o forno a200ºC. Entretanto, use um spray de cozinha, antiaderente, para revestir ligeiramente 2 formas de muffin.
2. Em cada forma de muffin, coloque uma fatia de presunto e abra um ovo em cada forma.
3. Leve ao forno a meia altura até que as gemas cozinhem, mas ficando líquidas. Deverá levar aproximadamente 13 minutos.
4. Tempere os ovos com sal e pimenta e cuidadosamente remova os ovos das formas
5. Polvilhe o prato com salsa picada, cebolinho ou manjericão.

Muffins de Abacate& Bacon
Serve 12
Ingredientes
Sal&pimenta
½ colher de chá de bicarbonato de sódio
½ chávena de farinha de coco
1 chávena de leite de coco
2 chávenasde abacate

4 ovos
6 pedaços de bacon (toucinho)
1 cebola pequena

Instruções

1. Pré-aqueçao forno a 180ºC. Com o óleo de coco, unte 12 formas de muffin
2. Pique finamente o bacon e a cebola e leve-os a ganhar cor numa frigideira.
3. Enquanto isso, use um garfo para misturar os ovos e o abacate e depois misture o leite.
4. Acrescente o sal e a pimenta, o bicarbonato e o coco e misture bem para dissolver todos os pedaços.
5. Envolva com ¾ da mistura de cebola e bacon.
6. Dividaa mistura entre as 12 formas e cubra coma cebola e o bacon reservados.
7. Coloque as formas em forno pré-aquecido por cerca de 20 minutos e deixe arrefecer antes de desenformar.
8. Sirva imediatamente ou coloque no frigorifico para um pequeno-almoço ao ar livre.

Pratos Principais
Salmão Grelhado com Tomate e Manjericão
Serve 1
Ingredientes
¼ colher de chá de pimenta moída na hora
2 tomates médios, finamente cortados
¼ chávena de manjericão fresco, em fatias finas
1/3 chávena de manjericão fresco
1 filé inteiro de salmão selvagem
1 colher de sopa de azeite extra-virgem
1 colher de chá de sal kosher, dividido
2 dentes de alho picados
Instruções
1. Em fogo médio, pré-aqueça a grelha e depois amasse o alho e o sal picados sobre uma tábua de corte para obter uma pasta.
2. Despeje a pasta em uma tigela pequena e junte o óleo. Prepare o salmão e remova as espinhas, se desejar.
3. Unte o papel de alumínio com spray de cozinha e, em seguida, coloque o salmão no papel alumínio, com a pele para baixo.

4. Espalhe a mistura de alho no peixe e polvilhe com cerca de 1/3 chávena de manjericão.
5. Sobreponha as fatias de tomate e polvilhe com pimenta e ¼ colher de chá de sal.
6. Em uma grelha, coloque o peixe em uma folha e, em seguida, grelhe por cerca de 10-12 minutos até que lasque facilmente.
7. Deslize o salmão para uma travessa com duas espátulas grandes.
8. Para servir o peixe, polvilhe com ¼ chávena de manjericão.

Fajitas de Frango Paleo
Serve 3
Ingredientes
3 peitos de frango orgânicos cortados em pedaços
Folhas de alface orgânicas
Pitada de Molho Picante
¾ chávena deTessemae'sSouthwestRanch (ou outro molho para Fajitas)
2 colheres de sopa de massa de alho
3pimentões cortados em tiras
3 cebolas amarelas em fatias

Instruções

1. Combine a massa de alho, os pimentões, as cebolas, o molho e o frango numa tigela.

2. Em fogo médio, aqueça um wok ou uma frigideira grande e adicione a mistura acima. Cozinhe o conteúdo até que os legumes estejam macios e o frango cozinhe.

3. Enrole as fajitascom a alface e sirva com molho picante.

Salada de Bife Paleo
Serve 2
Ingredientes
1 colher de sopa de azeite, virgem extra orgânico
¼ chávena de coentro
½ jicama (nabo mexicano)
1 abacate inteiro, em cubos
2 tomates médios crus, cortados
225 gr de espinafres frescos
1 colher de sopa de banha
225 gr. de bife
Para o molho
Sal marinho e pimenta
1 colher de sopa de azeite
Sumo de 3 a 4 limas
Instruções
1. Tempere o bife com sal e pimenta e depois derreta a banha em fogo médio-alto numa frigideira de ferro fundido.
2. Frite o bife por 4 minutos, vire e cozinhe o outro lado por 3-4 minutos.
3. Retire o bife do lume e deixe arrefecer por 10 minutos. Em seguida, corte-o finamente.

4. Enquanto isso, misture os legumes numa tigela grande e comece a fazer o molho. Retire o sumo das limas para uma tigela e misture o azeite. Tempere com pimenta e sal a gosto.

5. Para servir, cubra a salada com o bife e tempere com o molho.

Frigideira de Porco & Batata
Serve 4
Ingredientes
Sal e pimenta a gosto
2 colheres de chá de vinagre de vinho branco
1 colher de sopa de alecrim fresco picado
2 colheres de sopa de tomilho fresco picado
2 grandes costeletas de porco com osso
680 gr de batatas vermelhas, em pedaços pequenos
½ cebola vermelha grande picada
4 dentes de alho picados
2 colheres de sopa de óleo
Instruções
1. Pré-aqueça o forno a 180ºC enquanto aquece um pouco de óleo em uma frigideira grande à prova de calor.
2. Adicione a cebola e o alho e cozinhe até a cebola ficar translúcida. Junte as batatas picadas e continue a cozinhar por 10 minutos.

3. Adicione as costeletas de porco, alecrim e tomilho juntamente com o vinagre de

vinho branco. Doure as costeletas dos dois lados.

4. Coloque a frigideira no forno pré-aquecido e cozinhe por 30 a 40 minutos.

5. Uma vez que as batatas cozinhem e a carne atinja os 75ºC, retire do forno. Tempere com sal e pimenta.

Strogonoff de Vaca
Serve 2-4
Ingredientes
½ colher de chá de pimenta preta
½ colher de chá de sal marinho
2/3 chávena de creme de coco grosso
1 ½ chávena de caldo de carne
1 colher de sopa de pó de araruta
4 dentes de alho
1 ½ colher de chá de alecrim
1 ½ colher de chá de tomilho
2 colheres de sopa de pasta de tomate
450 gr de carne picada
225 gr. de cogumelos brancos, fatiados
1 cebola em cubos
2 colheres de sopa de óleo de coco ou azeite; extra-virgem
2 colheres de sopa de banha

Instruções
1. Derreta um pouco de banha com uma colher de sopa de óleo de coco em uma frigideira.

2. Acrescente as cebolas, os cogumelos e refogue até dourarem e amaciarem. Transfira para um prato.

3. Numa colher de sopa de óleo, doure a carne moída até que perca o tom rosa e, em seguida, volte a colocar os cogumelos e as cebolas na panela.

4. Adicione o alho, alecrim, tomilho e tomate, refogue por 3 minutos; baixe o fogo para lume médio.

5. Para a mistura de carne, polvilhe o pó de araruta e mexa.

6. Neste ponto, adicione o caldo de carne e mexa. Em seguida, deixe ferver por cerca de 5 minutos para engrossar o molho.

7. Uma vez feito, deixe arrefecer por alguns minutos e depois misture o creme de coco.

8. Quando estiver pronto, sirva sobre o macarrão de batata-doce, o arroz cozido de couve-flor ou esparguete de abóbora.

Salmão com Funcho Assado
Serve 1
Ingredientes
Salmão
2 colheres de sopa de amêndoas laminadas
2 colheres de chá de mel orgânico puro
2 filés de salmão selvagem (225gr)
Erva-doce Assada
Sumo de limão
Sal marinho
Azeite
1 bolbo de funcho
Instruções
1. Pré-aqueça o forno a200ºC.
2. Corte as hastes de erva-doce e reserve para enfeitar ou para sopas, se desejar. Pique o funcho em pedaços e regue com azeite, pimenta e sal.
3. Asse a erva-doce por 30 minutos e espalhe mel nos filés de salmão. Cubra com amêndoas laminadas.
4. Coloque o salmão com o lado da pele voltado para baixo numa assadeira. Depois da erva-doce estar no forno por 30 minutos, coloque também o salmão.

5. Asse os dois por 12 minutos ou até o peixe assar e as amêndoas dourarem.

Receitas para Snacks
Batido de Proteína Verde
Serve 2
Ingredientes
3-4 cubos de gelo ou conforme necessário
1 ½ colher de chá de óleo de coco virgem
2 colheres de sopa de folhas de hortelã fresca
1/3 chávena de manga congelada
3-4 colheres de sopa de sementes de cânhamo
¾ chávena de aipo picado
1 chávena de pepino picado
1 grande maçã doce, cortada e picada
1 chávena de repolho
½ chávena de sumo de toranja, fresco
Instruções
1. Adicione o sumo de toranjaao liquidificador e acrescente o gelo, o óleo de coco, a hortelã, a manga, as sementes de cânhamo, o aipo, o pepino, a maçã e a couve. Misture esses ingredientes em potência alta até obter uma consistência

suave. Adicione um pouco de água, se necessário.
2. Transfira o batido para um copo e beba imediatamente.

Barras De Baunilha de Cereja
Serve 12
Ingredientes
2-3 colheres de sopa de água
10 gotas de *Stevia* de baunilha
⅓ chávena de arando, seco
⅔ chávena de cerejas secas
⅓ chávena de farinha de linhaça dourada
2 ½ chávenas de amêndoas
Instruções
1. Num processador de alimentos, coloque a *Stevia*, o arando, as cerejas, a farinha de linhaça e as amêndoas e bata até ficar homogéneo.

2. Adicione água e volte a misturar para obter uma mistura que se assemelhe a uma bola. Remova do processador e pressione a mistura n uma assadeira de 20cm x 20cm. Leve ao frigorífico por algumas horas.

3. Corte em barras e sirva.

Batido de Pera &Couve
Serve 1
Ingredientes
5 cajus crus
1 colher de proteína de whey de baunilha, sem açúcar
1 colher de sopa de sumo de limão
1 chávena de pêra
1 chávena de pepino
1 chávena de couve
1 chávena de água
Instruções
1. Num liquidificador, coloque os ingredientes acima e, em seguida, segure a tampa.
2. Misture por cerca de 1 minuto.
3. Adicione um pouco de água caso precise de uma consistência mais fina e continue a misturar por 20 minutos.

Receitas Paleo para dias sem treino

Estas receitas equilibram vegetais, proteínas e gorduras saudáveis, ao contrário daquelas receitas de alta proteína e hidratos de carbono para os dias de treino.

Receitas de Pequeno-Almoço

AlmostOatmeal

Serves 2

Ingredientes

1 colher de chá de noz-moscada, fresca
1 colher de chá de canela, a gosto
2 colheres de sopa de leite de coco em conserva, gordo, sem açúcar
4 colheres de sopa de manteiga de amêndoa, crua
1 ½ chávenas de maçã, sem açúcar
Frutos secos ou frescos a gosto

Instruções

1. Misture os ingredientes acima num tacho em lume médioaté aquecer. Mexa sempre até estarem bem incorporados.
2. Adicione os frutos secos ou frescos para melhorar o sabor.

Ovos mexidos com legumes
Serve 1
Ingredientes
2 colheres de sopa de óleo de coco
Rabanete e rebentos de soja
2 rabanetes ralados
1 pitada de pimenta caiena
1 colher de sopa de açafrão
1 pequeno dente de alho picado
2 folhas de couve, desfiada
2 ovos biológicos
Instruções
1. Aqueça um tacho e levemente refogue o alho em óleo de coco.
2. Parta os ovos e cozinhe-os até estarem quase prontos, mexendo sempre..
3. Uma vez quase prontos, acrescente açafrão, couve picada e pimenta caiena.
4. Se desejar, cubra com os rebentos e rabanete e aproveite.

Pratos Principais
Sopa de Coco
Serve 2
Ingredientes
1 colher de chá de Sriracha (molho de pimenta tailandês)
1 colher de sopa de molho de peixe
2 colheres de sopa de sumo de limão
55 gr cogumelos fatiados
1 colher de chá de gengibre
450 gr. camarão (ou frango)
2 chávenas de caldo de galinha
400 gr. de leite de coco orgânico
Instruções
1. Descasque e limpe o camarão ou se optar pelo frango, limpe-o e corte em pequenos pedaços.
2. Misture o gengibre, o caldo de galinha e o leite de coco num tacho em lume médio e deixe ferver. Baixe o lume e deixe a mistura ferver.
3. Adicione o sriracha, o molho de peixe, o sumo de limão, os cogumelos e o frango ou camarão e deixe ferver até que a carne cozinhe completamente. O frango deve

levar 10 minutos e o camarão menos de 5 minutos.

4. Retire as rodelas de gengibre e descarte, e decore com coentros frescos picados.

Frango com Molho de Tomate-Cereja
Serve 4-6
Ingredientes
¼ colher de chá de pimenta
½ colher de chá de sal
1,5 colher de chá de manjericão esmagado
680gr de tomate cereja
900gr panados de frango
1 colher de sopa de alho picado - cerca de 4 dentes
¾ chávena de cebola roxa em cubos
2 colheres de sopa de azeite
Instruções
1. Em lume médio, aqueça o óleo numa frigideira grande e junte a cebola e o alho. Cozinhe por cerca de 5 minutos. Use uma espátula para misturar periodicamente os ingredientes.

2. Na frigideira, adicione o frango e cozinhe por cerca de 3-4 minutos de cada lado para dourar. Peitos de frango mais grossos podem demorar mais, entre 6-8 minutos.

3. Num processador de alimentos, pique os tomates cereja e adicione à frigideira com o frango e misture.

4. Adicione pimenta, sal, manjericão e aqueça. Deixe ferver por cerca de 25 minutos antes de servir.

Pimentão Recheado
Serve 4
Ingredientes
¼ chávena de caldo de carne
Sal e pimenta a gosto
¼ chávena de mistura de tempero italiano caseiro
170gr de pasta de tomate
4 dentes de alho picados
1 cenoura em cubos
1 cebola em cubos
½ cabeça de couve-flor
450gr. de carne moída
4 pimentões
Instruções
1. Num processador de alimentos, misture alho, cenoura, cebola e couve-flor até ficarem bem processados.
2. Corte a parte superior dos pimentões, mantenha-as intactas e limpe as sementes.
3. Numa tigela, misture a pimenta, o sal, os temperos, a massa de tomate, a carne e os legumes e coloque a mistura dentro dos pimentões. Certifique-se que nivelaos

pimentões no topo e coloque-os no Slow Cooker.

4. Coloque de volta os topos dos pimentões. Despeje o caldo no fundo do Slow Cooker e cozinhe a mistura em lume baixo por cerca de 6-8 horas. Servir.

Macarrão de pepino com mirtilos
Serve 4

Ingredientes

1 chávena de folhas de coentros
2 chávenas de mirtilos
¼ chávena de bom azeite
¼ colher de chá de cominhos, moídos
1 dente de alho picado
4 colheres de chá de sumo de limão, fresco
2 pimentos grandes jalapeño, sem sementes e picadinhos
4 pepinos grandes
Sal

Instruções

1. Com a ajuda de uma mandolina, prepare os noodles de pepino.
2. Misture o azeite, os cominhos, o alho, o sumo de limão e osjalapeñosnuma tigela grande.
3. Adicione os coentros, os mirtilos e os noodles de pepino e misture bem.

Conclusão

Obrigado uma vez mais por descarregar este livro!

Como claramente demonstrado neste livro, devido à sua natureza, principalmente devido às suas raízes (a era Paleolítica em que o Homem tinha um físico esguio), a dieta Paleo é a dieta ideal para atletas profissionais.

Se seguir as instruções desenhadas neste livro para o antes, durante e após treino, o pneu teimoso na barriga vai derreter mais rápido do que pronunciar ou soletrar pneumonoultramicroscopicsilicovolcanoconiosis.

Obrigado e boa sorte!

Parte 2

Sanduíche de abacate e cogumelo Portobello

Serve 2 pessoas
Ingredientes:
450 gramas de bacon em fatias
4 fatias grossas de abacate
Folhas de alface
4 cogumelos Portobello grandes, sem as hastes
Modo de fazer:
Aqueça a frigideira em fogo baixo. Coloque o bacon e frite até ficar crocante ou a seu gosto.
Retire o bacon com uma escumadeira e reserve. Deixe a gordura que sobrar na frigideira.
Coloque os cogumelos na frigideira e frite por alguns minutos.
Retire os cogumelos da frigideira e coloque no prato. Coloque dois cogumelos em folhas de alface. Coloque as fatias de abacate e bacon por cima. Cubra com mais folhas de alface
Sirva imediatamente.

Panquecas com farinha de coco

Serve 4 pessoas

Ingredientes:

1/2 xícara de farinha de coco fina
6 ovos grandes
1/2 xícara de leite de coco
1/2 colher de chá de creme tartar
2 colheres de sopa de mel orgânico
1 colher de chá de extrato de baunilha
1/4 de colher de chá de bicarbonato de sódio
4 colheres de sopa de óleo extra virgem de coco
1/4 de colher de chá de sal marinho
Mel orgânico para regar

Modo de fazer:

Numa vasilha, coloque o óleo de coco e o mel. Misture bem até obter uma mistura cremosa.

Adicione um ovo por vez. Bata bem até que fique com consistência lisa.

Coloque a farinha de coco e misture tudo até que fique homogêneo.

Adicione o bicarbonato, o creme tartar e o sal. Misture. Faça isso delicadamente.

Coloque um pouco de manteiga numa frigideira antiaderente. Coloque cerca de uma colher de sopa da massa (você pode colocar mais massa se quiser panquecas maiores). Asse até a parte de baixo começar a escurecer. Vire. Asse do outro lado.
Repita o processo até terminar a massa.
Sirva com o mel orgânico.

Panquecas de banana com manteiga de amêndoas
Serve 1 pessoa
Ingredientes:
1 banana amassada
2 ovos batidos
1 porção generosa de manteiga de amêndoas
Gotas de chocolate amargo (opcional)
Manteiga em spray
Modo de fazer:
Coloque todos os ingredientes (menos as gotas de chocolate) numa vasilha e misture bem.

Aqueça uma frigideira em fogo médio. Borrife a manteiga em spray. Coloque a massa na frigideira .Faça a panqueca no tamanho desejado. Quando a parte de baixo estiver assada, vire e asse do outro lado.
Jogue as gotas de chocolate sobre as panquecas e sirva.

Ovos mexidos italianos
Serve 2 pessoas
Ingredientes:
4 ovos
1 cebola picada
1/2 abacate descascado e fatiado
3 xícaras de couve picada
1 xícara de tomates-cereja
1/2 colher de chá de alecrim picado
2 colheres de sopa de vinagre balsâmico
1 colher de chá de óleo de coco
Sal a gosto
Pimenta a gosto
Água o quanto baste

Modo de fazer:

Aqueça uma frigideira em fogo médio alto. Coloque o óleo. Quando o óleo esquentar, coloque as cebolas e frite até ficarem claras.

Adicione a couve, água, sal e os tomates

Cubra e deixe no forno por cerca de 3 a 4 minutos. Retire a tampa e amasse levemente os tomates com uma colher.

Quebre os ovos por cima, salpique sal e pimenta e misture tudo. Frite até que esteja a seu gosto.

Coloque o vinagre por cima. Mexa e sirva com as fatias de abacate.

Capítulo 2: Receitas de refeições Paleo
Costelas de porco Cajun com coco

Serve 2 pessoas

Ingredientes

2 costelas de porco
1 cebola pequena, cortada
1/2 xícara de caldo feito com ossos de galinha
1/2 xícara de cogumelos fatiados
1/2 colher de sopa de *tempero Cajun (*receita abaixo*)
1 dente de alho picado
Gordura de bacon, óleo de coco ou ghee, o quanto baste
1/2 xícara de leite de coco
1/2 colher de chá de páprica defumada
Sal marinho a gosto
Pimenta moída fresca a gosto

Tempero Cajun

Modo de fazer:

Misture

2½ colheres de sopa de páprica doce

2 colheres de sopa de sal marinho fino

2 colheres de sopa de **cebola** em pó

2 colheres de sopa de alho em pó

1 colher de sopa de orégano seco

1colher de sopa de alecrim seco

1 colher de sopa de tomilho seco

1 colher de sopa de pimenta caiena em pó

1 colher de sopa de pimenta do reino moída

Modo de fazer

Salpique sal e pimenta sobre as costelas de porco

Esquente a frigideira em fogo médio. Adicione uma colher de sopa da gordura que estiver usando

Coloque as costelas e frite até ficar no ponto. Tire com uma escumadeira e reserve.

Na frigideira, coloque o alho e a cebola e frite até que as cebolas fiquem claras.

Adicione os cogumelos e frite até que fiquem macios.

Adicione o caldo e raspe o fundo da frigideira para remover os pedaços de alimentos que estiverem colados. Deixe ferver.

Adicione o tempero Cajun, sal, pimenta e a páprica e deixe no fogo por mais alguns segundos.

Coloque as costelas de porco e cubra a frigideira com a tampa.

Abaixe o fogo e deixe cozinhar até que a carne fique macia.

Adicione o leite de coco e deixe ferver por alguns minutos.

Sirva

Caçarola de frango e brócolis
Serve 2 pessoas
Ingredientes
30 gr de cogumelos fatiados
2 xícaras de buquês de brócolis cozidos no vapor
1/2 xícara de óleo de coco
1 1/2 xícara de frango cozido desfiado
1 cebola média picada
1 ovo
1 colher de sopa de óleo de coco, fracionada

1/2 xícara de caldo feito com carne de galinha
1/4 colher de chá de noz-moscada em pó
Sal a gosto
Pimenta em pó a gosto
Modo de fazer
Unte uma forma refratária com metade do óleo de coco e reserve.
Esquente uma panela em fogo médio. Coloque o restante do óleo de coco. Quando o óleo estiver quente, adicione as cebolas, sal, pimenta e deixe cozinhar até as cebolas ficarem escuras.
Adicione os cogumelos e frite por cerca de 5 minutos. Retire a frigideira do fogo e adicione o frango e o brócolis. Misture e transfira para a caçarola refratária.
Numa vasilha, bata o caldo de galinha, o leite de coco, o ovo, a noz-moscada e o sal. Jogue sobre a mistura que está na caçarola refratária
Leve a caçarola ao forno pré-aquecido a 180° por cerca de 35 a 30 minutos ou até que, ao mover a caçarola, o centro esteja assado-faça o teste do palito.

Retire do forno. Deixe esfriar por cerca de 10 minutos e sirva.

Pizza de abobrinha com linguiça de frango
Serve 4 a 6 pessoas
Ingredientes
2 abobrinhas cortadas em rodelas não muito finas
1/2 xícara de linguiça de frango, cozida e finamente cortada
1 colher de sopa de azeite de oliva
Sal a gosto
Pimenta em pó a gosto
1/4 xícara de molho marinara (feito com tomates, alho, ervas e cebola)
1/2 xícara de queijo parmesão sem lactose ralado
1 colher de sopa de tempero italiano (mistura de temperos feita com manjericão, orégano, alecrim e tomilho).
Modo de fazer:
Aqueça uma frigideira em fogo médio. Coloque o azeite. Quando o azeite esquentar, disponha as fatias de abobrinha por toda a frigideira. Faça

apenas uma camada e deixe fritar até dar o ponto. Frite do outro lado. Frite as fatias em grupo.

Coloque as abobrinhas numa assadeira untada. Salpique sal e pimenta. Coloque um pouco do molho marinara, as fatias de linguiça, queijo e tempero italiano.

Pré-aqueça o forno e asse por alguns minutos, até que o queijo derreta.

Salada mexicana picante de frango
Serve 6 pessoas
Ingredientes
3 xícaras de peito de frango cozido e desfiado
1/3 de xícara de cebola roxa picada
3/4 de xícara de pimentão verde picado
2 pimentas (de sua preferência) picadas
1/2 colher de chá de cominho em pó
1 1/2 colher de chá de pimenta em pó
1/2 colher de chá de páprica
3 colheres de sopa de suco de limão
3/4 xícaras de maionese Paleo (ou mais, se desejar- *receita abaixo)
Sal marinho a gosto.
Pimenta moída fresca a gosto.

Modo de fazer:
Para a maionese Paleo:
Todos os ingredientes desta receita devem estar à temperatura ambiente.

3 unidades de gema de **ovo**

½ xícara de azeite de oliva

1 colher de sopa de vinagre ou suco de **limão**

1 colher de café de sal

1 colher de café de **mostarda**

Utilize o liquidificador para fazer esta receita. Enxágue o copo do liquidificador com água quente, seque, e bata as gemas de ovo por 1-2 minutos em velocidade média-baixa.

Acrescente o vinagre ou suco de limão, o sal e a mostarda e bata por mais 30 segundos. Nesse momento o preparado está pronto para receber o azeite, que deverá ser adicionado **muito lentamente**, num fio bem fino, enquanto bate. Isso é importante para que as gemas consigam absorver o óleo e se transformem em creme.

Dica: Não tenha pressa a adicionar o óleo, o processo deverá demorar 1-2 minutos.

Quando tiver obtido um creme consistente, poderá adicionar o azeite mais rapidamente, porém não adicione o restante de uma só vez. Acrescente mais algumas gotas de vinagre ou suco de limão, para firmar.

Consuma a maionese em seguida ou reserve bem fechada em um frasco de vidro.

Para o molho: Junte a maionese, sal, pimenta, suco de limão, cominho, pimenta em pó e páprica numa vasilha e bata bem.

Numa saladeira coloque o frango, o pimentão, cebola e pimenta picada e misture bastante.

Coloque o molho sobre toda a mistura de frango. Experimente e corrija os temperos e a maionese se necessário.

Sirva.

Torta irlandesa
Serve 3 pessoas
Ingredientes

350gr de carne moída
1 cebola pequena picada
1 talo de aipo cortado em cubos
1 cenoura grande picada
450 gramas de batata-doce sem casca, cortadas
1 dente de alho grande picado
2 colheres de sopa de vinho tinto seco (opcional)
1 folha de louro
1 ramo de tomilho fresco
1 colher de sopa de extrato de tomate
1 xícara de caldo de carne em cubo
2 colheres de sopa de ghee ou óleo de coco
2 colheres de sopa de salsinha fresca picada
Sal marinho a gosto
Pimenta fresca moída

Modo de fazer

Coloque as batatas numa panela grande com água. Deixe ferver

Abaixe o fogo e deixe ferver novamente até que as batatas cozinhem. Retire do fogo. Jogue a água e coloque as batatas de volta à panela. Adicione ghee, sal e pimenta e amasse as batatas. Reserve.

Aqueça uma frigideira em fogo médio. Adicione ghee. Quando o ghee derreter, coloque a carne e frite até dar o ponto. Coloque cebola, alho, aipo e cenoura e frite por 3 minutos.

Adicione o restante dos ingredientes, com exceção da salsinha e mexa. Cubra a panela e deixe fritar até que os vegetais estejam macios. Retire o tomilho e o louro.

Coloque toda esta mistura no fundo da assadeira. Por cima, coloque as batatas amassadas. Decore com a salsinha.

Pré-aqueça o forno a 190°C e asse por 25 a 30 minutos.

Sirva

Bolinhos de atum
Servem 4 pessoas
Ingredientes
1 1/2 colheres de sopa de ghee, fracionada
150 gramas de atum em conserva

1/4 de xícara de cebolinha finamente cortada
1 colher de sopa de coentro picado
3/4 de xícara de batata-doce sem pele, amassada
Raspas de limão
1/2 colher de sopa de pimenta picada
1 ovo grande
1/4 de colher de chá de flocos de pimenta vermelha
Sal kasher a gosto
Pimenta-do-reino fresca moída
2 limões cortados em fatias (opcional)
Modo de fazer:
Misture numa vasilha o atum, a cebolinha, coentro e a batata doce.
Adicione as raspas de limão, metade da ghee, o ovo, os flocos de pimenta, o sal e a pimenta. Misture bem.
Unte formas de muffin com a ghee restante. Preencha as formas com 4 colheres da mistura. Nivele a parte de cima com uma colher
Pré-aqueça o forno a 180° e asse por cerca de 20-25 minutos ou faça o teste do palito.

Deixe esfriar sobre a grelha do fogão. Separe as bordas com uma faca e coloque os bolinhos num prato. Sirva com as fatias de limão

Para que fiquem mais crocantes, frite os bolinhos no ghee. Sirva com o patê ou molho de sua preferência

Costeletas de cordeiro grelhadas e alcachofras
Serve 5 pessoas
Ingredientes
5 costeletas de cordeiro
5 dentes de alho
5 talos frescos de alecrim
5 colheres de sopa de azeite de oliva
Sal cinza a gosto
Para as alcachofras
4 alcachofras, sem as partes duras, cortadas em fatias não muito finas.
Sal cinza a gosto
Modo de fazer:
Para as costelas: Bata no liquidificador o alho, o alecrim, sal e azeite até ficar homogêneo.

Coloque as costelas numa vasilha. Espalhe essa mistura nas costelas. Cubra e deixe descansar por cerca de meia hora.

Aqueça uma frigideira de ferro em fogo médio. Quando a panela estiver aquecida, coloque as costelas e frite ambos os lados. Retire as costelas e reserve. Deixe o caldo e o azeite na frigideira

Para as alcachofras: Coloque água numa panela grande. Adicione sal. Coloque as alcachofras e cozinhe até que fiquem macias. Retire da água e reserve.

Leve a frigideira novamente ao fogo. Coloque as alcachofras cozidas. Aqueça ligeiramente

Sirva as costelas com as alcachofras por cima.

Carne com champignons
Serve 4 pessoas
Ingredientes

225 gr de fraldinha ou contrafilé cortados em fatias finas
2 dentes de alho picados

125 gr de champignons fatiados
60 gr de cogumelos shitake, cortados ao meio
2 xícaras de brócolis rapini ou couve picados (descarte as hastes duras e as arestas)
1 colher de sopa de óleo de coco
Para a marinada:

1/2 xícara de caldo de carne
1 1/2 colher de sopa de vinagre de arroz
1 pedaço pequeno de gengibre picado
1 dente de alho picado
Sal marinho a gosto.
Pimenta em pó a gosto.
Modo de fazer:
Para a marinada: Misture todos os ingredientes da marinada numa vasilha grande. Coloque a carne. Misture bem com a marinada e deixe na geladeira por pelo menos uma hora.
Para a fritura: Aqueça uma frigideira em fogo médio. Coloque óleo de coco Quando o óleo estiver aquecido, coloque a carne com o auxílio de uma escumadeira. Guarde a marinada. Adicione o alho.

Frite por cerca de 4 minutos. Retire e reserve.

Na mesma frigideira, adicione cogumelos, couve e o restante da marinada. Cozinhe por 5 minutos. Adicione a carne. Misture bem.

Retire do fogo e sirva imediatamente.

Salada de salmão com bacon e couve
Serve 6 pessoas
Ingredientes
560 gr de filés de salmão sem pele
2 talos de couve, rasgados e sem as hastes e partes duras
8 fatias de bacon fritas e trituradas
1 xícara de amêndoas laminadas
1 cebola roxa média finamente cortada
4 colheres de sopa de suco de limão
1/2 xícara de azeite de oliva
Sal a gosto
Pimenta em pó a gosto
Modo de fazer:
Salpique sal e pimenta sobre o salmão. Pré-aqueça o forno a 220°C e coloque os filés numa assadeira

Asse por cerca de 15-18 minutos ou até que os filés estejam tenros ao ser manuseados com um garfo. Tire do forno e reserve.

Quando esfriar, desfie o salmão e coloque numa travessa grande. Adicione couve, bacon, cebola e amêndoas. Misture bem.

Numa vasilha pequena, misture o azeite e o suco de limão. Jogue sobre a salada, misture bem e sirva.

Capítulo 3: Receitas de sobremesas Paleo

Pudim de chocolate

Serve 8 pessoas

Ingredientes:

3 xícaras de água de coco

2 abacates maduros, grandes, descascados, picados.

2 colheres de sopa de maca peruana (opcional)

3 xícaras e 1/2 de leite de coco

2 colheres de sopa de cacau em pó

Gotas de stevia ou açúcar de coco

Nibs de cacau a gosto

Modo de fazer:

Bata no liquidificar todos os ingredientes (menos os nibs de cacau) até ficar cremoso.

Distribua em oito tacinhas

Leve à geladeira e decore com os nibs de cacau.

Pudim de frutas
Serve 5 pessoas
Ingredientes:

750 gramas de frutas congeladas de sua escolha (morangos, mirtilos etc.).
4 xícaras de suco de laranja natural
10 colheres de sopa de goma de tapioca
Folhas de hortelã (opcional)
Modo de fazer:
Aqueça uma frigideira em fogo médio.
Coloque as frutas e o suco de laranja
Deixe ferver. Diminua o fogo e deixe ferver por cerca de 12 a 15 minutos.
Após o cozimento, separe as frutas cozidas de sua calda. Coloque na geladeira a calda do cozimento das frutas.
Coloque as frutas coadas numa frigideira. Aqueça a frigideira em fogo baixo. Deixe ferver
Enquanto isso, misture numa vasilha a goma de tapioca, um pouco de água e um pouco da calda de frutas. Misture bem.
Adicione esta mistura à frigideira mexendo sempre, até que engrosse.
Deixe esfriar um pouco e coloque em tacinhas. Deixe gelar por algumas horas
Ao servir, adicione um pouco das frutas cozidas que estavam na geladeira.

Salada de frutas cítricas com romã
Serve 6 pessoas
Ingredientes:
3 laranjas vermelhas, descascadas, sem pele nem sementes, cortadas em gomos.
3 laranjas descascadas, sem pele nem sementes, cortadas em gomos
3 toranjas, descascadas, sem pele nem sementes, cortadas em gomos
3 colheres de sopa de mel orgânico (opcional)
1 xícara de sementes de romã
2 colheres de sopa de menta fresca picada
4 colheres de sopa de suco de limão
Modo de fazer:
Corte as laranjas em pedaços. Coloque numa vasilha grande
Adicione a romã, o suco de limão, o mel e misture bem. Coloque a menta picada.
Deixe na geladeira por algumas horas.
Sirva

Banana frita com mel
Serve 2 pessoas
Ingredientes
2 bananas fatiadas
2 colheres de sopa de mel
1/2 colher de chá de canela em pó
1/4 de xícara de óleo de coco
1/2 xícara de água quente
Modo de fazer:
Aqueça uma frigideira em fogo médio. Coloque o óleo de coco Quando o óleo esquentar, adicione as fatias de banana
Frite por alguns minutos. Vire as bananas e frite mais um pouco. Retire e coloque em uma travessa.
Enquanto isso, misture a água e o mel. Reserve.
Despeje essa mistura sobre as bananas. Salpique canela e sirva.

Pudim de chia com cereja
Serve 10 pessoas
Ingredientes:

12 tâmaras sem caroço e cortadas em quatro
2 colheres de sopa de extrato de baunilha
1 xícara de sementes de chia
800 ml de leite de coco
300gr de cerejas descongeladas
Modo de fazer:
No liquidificador, bata as tâmaras e o leite de coco até formar uma mistura cremosa.
Adicione as cerejas com seu suco e bata em velocidade menor, até incorporar. As cerejas não podem estar muito trituradas
Adicione as sementes de chia e misture com uma colher ou espátula. Não é necessário utilizar o liquidificador.
Coloque em taças para servir e coloque para gelar por algumas horas até que endureça
Dura por até 3 dias na geladeira

Bolinhas de chocolate e avelã
Serve 10 pessoas
Ingredientes:
20 avelãs inteiras, torradas

2 xícaras de avelãs torradas e picadas em pedaços pequenos
4 colheres de sopa de cacau em pó orgânico
1/2 xícara de xarope de bordo ou mel orgânico
2 colheres de chá de extrato de baunilha
Modo de fazer:
Coloque uma xícara das avelãs picadas num processador e processe até que vire uma farinha.
Adicione o cacau, o xarope de bordo ou mel, o extrato de baunilha e continue a pulsar. Transfira para uma vasilha e reserve.
Coloque a outra parte das avelãs picadas num prato.
Primeiro, mergulhe as avelãs inteiras no creme de cacau. A seguir, passe-as nas avelãs picadas e depois coloque em uma assadeira forrada com papel manteiga.
Deixa no freezer por cerca de 20 minutos.
Retire e deixe descongelar por 5 minutos
Sirva.

Cheesecake de limão e abacate
Serve 6 pessoas
Ingredientes:

<u>Para a base</u>

1/2 xícara de amêndoas, demolhadas em água por 8 horas, já secas

1/2 xícara de nozes pecãs, demolhadas em água por 2 horas, já secas

2 colheres de sopa de ghee ou manteiga ou óleo de coco

5 tâmaras sem caroço

1/8 de colher de chá de sal marinho

<u>Para o recheio:</u>

2 ou 3 abacates maduros e cortados.

1/2 colher de sopa de raspas de limão galego

2 colheres de sopa de suco de limão galego

1/4 de xícara de mel orgânico

1/4 de xícara de óleo de coco

1/8 de colher de chá de sal marinho

1/2 colher de chá de extrato de baunilha

Modo de fazer:

Para a massa: Coloque todos os ingredientes no processador e pulse até se tornar uma farofa. A mistura deve estar

pegajosa ao pegar. Transfira para uma assadeira.
Deixe na geladeira para endurecer.
Enquanto isso, faça o recheio do cheesecake: Coloque num processador todos os ingredientes para o recheio e processe até ficar cremoso.
Jogue por cima da massa. Coloque a assadeira de volta à geladeira. Deixe gelar por cerca de uma hora ou até o recheio endurecer.
Corte e sirva

Considerações finais

Gostaria de agradecer novamente por ter adquirido este livro.
A dieta Paleo é eficiente na perda de peso e melhora sua saúde de forma geral. Basta seguir apenas dois pontos principais desta dieta para conseguir o que deseja: evite todos os tipos de comida processada e prefira alimentos integrais e naturais. Você verá os bons resultados dentro de algumas semanas seguindo esta dieta. Fazendo as receitas deste livro, você irá preparar pratos saborosos e nutritivos. E a dieta Paleo é bastante simples de seguir. Ao começar a adotar a dieta, você terá ideia de quais alimentos são bons ou não para você. Siga seus instintos e verá que esta é a dieta é a mais eficiente que já viu.
Espero que este livro ajude você a preparar receitas saudáveis e deliciosas.

Muito obrigada e boa sorte!

www.ingramcontent.com/pod-product-compliance
Lightning Source LLC
LaVergne TN
LVHW020432080526
838202LV00055B/5147